Autora

Losvania Pereyra

EL CEO

En Maquillaje Para Diferentes Tipos De Piel Y Tono

Maquillaje para Diferentes Tipos de Piel y Tono: Guías que aborden cómo maquillar diferentes tonos y tipos de piel, incluyendo pieles maduras, pieles sensibles, y una amplia gama de tonos de piel.

Maquillaje para Diferentes Tipos de Piel y Tono

Kindle direct publishing
2024 Editions: Kindle e-book, paperback, Hardcover

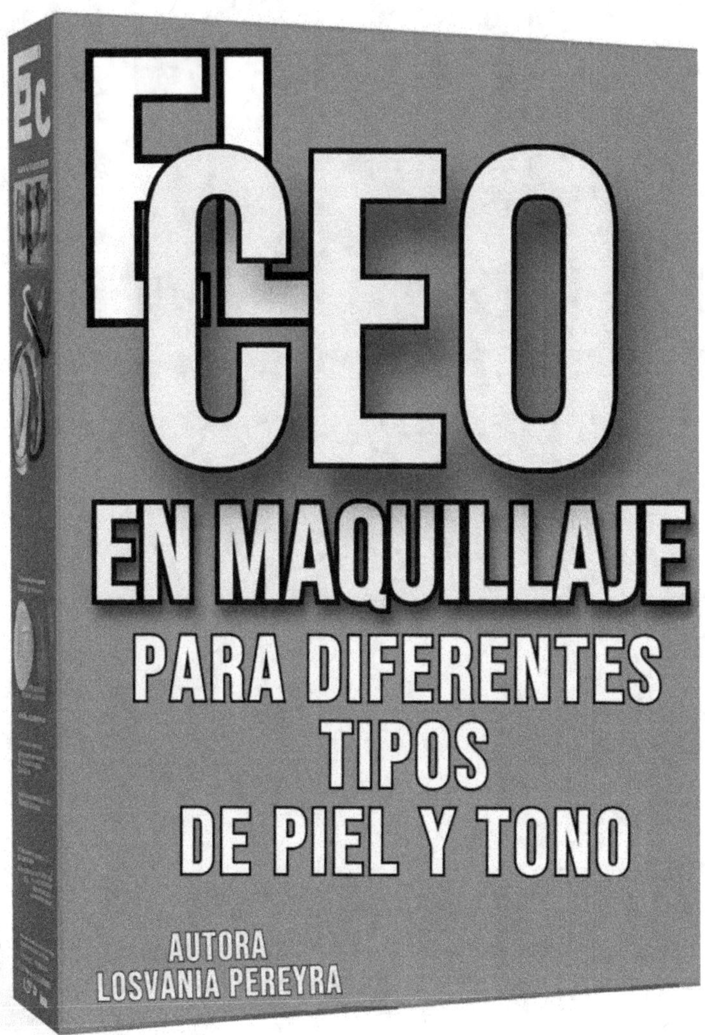
EL CEO
EN MAQUILLAJE
PARA DIFERENTES
TIPOS
DE PIEL Y TONO
AUTORA
LOSVANIA PEREYRA

Dedicatoria

Este libro está dedicado a todos aquellos que valoran la belleza, y reconocen la importancia de un buen descanso para alcanzar una vida plena. Que estas páginas te inspiren a entender y mejorar tu relación con el sueño, y que encuentres en ellas herramientas prácticas para transformar tu descanso y tu vida. Que cada noche sea un paso más hacia una mañana llena de energía y vitalidad.

A todas las personas que buscan resaltar su belleza única y celebrar la diversidad de tonos y tipos de piel. Que este libro sea una guía y una inspiración para realzar tu confianza y expresar tu creatividad a través del maquillaje.

Agradecimiento

Primero y sobre todas las cosas, deseo expresar mi más profundo agradecimiento a Dios, fuente de toda sabiduría y guía en cada paso de este viaje. Con humildad y gratitud, reconozco Su bondad y provisión, permitiéndome compartir este conocimiento sobre el sueño y el bienestar. Su amor incondicional ha sido mi fortaleza, inspiración y consuelo durante la creación de este libro.

A mis queridos lectores, les extiendo mi más sincero agradecimiento por su interés y dedicación. Este libro es un testimonio de nuestro compromiso compartido con la salud y el bienestar. Vuestra confianza y apoyo han sido el motor que me ha impulsado a explorar y presentar ideas sobre cómo mejorar nuestro descanso y, por ende, nuestras vidas.

Agradezco a cada uno de ustedes por acompañarme en este viaje de descubrimiento y aprendizaje. Vuestras preguntas, comentarios y reflexiones han enriquecido profundamente este trabajo. Cada interacción ha sido una oportunidad para crecer y mejorar, y estoy sinceramente agradecido por su contribución a este proceso.

Agradezco también a mi familia y amigos por su amor,

paciencia y aliento incondicional a lo largo de este viaje. Vuestra presencia constante y apoyo han sido un faro de luz en los momentos de desafío y celebración. Sin su apoyo, este libro no habría sido posible, y por eso les estoy eternamente agradecido.

Finalmente, quiero agradecer a todos los que han colaborado directa o indirectamente en la realización de este libro. A los expertos, editores, y equipos de producción que han aportado su experiencia y dedicación para llevar este proyecto a buen término. Su compromiso y profesionalismo han sido fundamentales para dar vida a estas páginas.

Con todo mi corazón, agradezco a Dios y a ustedes, mis queridos lectores, por hacer posible este libro. Que cada página sea una fuente de inspiración y conocimiento para mejorar nuestra salud y bienestar. Que podamos seguir creciendo juntos en nuestro viaje hacia una vida más plena y satisfactoria.

Índice

Introducción

La belleza no es un concepto unidimensional; es un espectro amplio y diverso que se refleja en cada rostro que encontramos. Este libro celebra esa diversidad, ofreciendo herramientas y conocimientos para que cada persona pueda realzar su belleza única, sin importar el tipo o tono de piel que tenga. En un mundo donde la industria de la belleza está cada vez más enfocada en la inclusión, es esencial contar con una guía que aborde las necesidades y desafíos específicos de todos.

"Maquillaje para Diferentes Tipos de Piel y Tono" está diseñado para ser una guía práctica y accesible, tanto para principiantes como para entusiastas del maquillaje y profesionales. Aquí encontrarás consejos específicos y técnicas adaptadas a una amplia variedad de tipos y tonos de piel, asegurando que puedas crear looks espectaculares y adecuados para cada ocasión. Cada capítulo está estructurado para abordar diferentes aspectos del maquillaje, desde la preparación de la piel hasta las técnicas avanzadas de aplicación.

Este libro no solo te enseñará las mejores prácticas para maquillar cada tipo y tono de piel, sino que también te inspirará a experimentar y a descubrir tu propio estilo. El maquillaje es una poderosa herramienta de expresión personal y confianza. Más allá de embellecer la superficie, tiene el poder de resaltar tu singularidad y permitirte experimentar con tu identidad. Al final de este viaje, esperamos que te sientas empoderado y equipado con las habilidades y conocimientos para realzar tu belleza única de una manera que te haga sentir auténtico y seguro.

La Belleza de la Diversidad

La belleza no es un espectro amplio y diverso que se refleja en cada rostro que encontramos. Este libro celebra esa diversidad, ofreciendo herramientas y conocimientos para que cada persona pueda realzar su belleza única, sin importar el tipo o tono de piel que tenga. En un mundo donde la industria de la belleza está cada vez más enfocada en la inclusión, es esencial contar con una guía que aborde las necesidades y desafíos específicos de todos.

La industria de la belleza ha recorrido un largo camino, y hoy en día, hay un reconocimiento creciente de que la verdadera belleza no está limitada a un estándar único. La belleza se encuentra en cada rincón del espectro de tonos de piel y tipos de piel. Ya sea que tengas una piel clara, media, oscura, oliva, madura o sensible, cada tipo de piel tiene sus propias particularidades y su propio esplendor.

"Maquillaje para Diferentes Tipos de Piel y Tono" está diseñado para ser una guía práctica y accesible, tanto para principiantes como para entusiastas del maquillaje y profesionales. Aquí encontrarás consejos específicos y técnicas adaptadas a una amplia variedad de tipos y tonos de piel, asegurando que puedas crear looks espectaculares y adecuados para cada ocasión. Cada capítulo está estructurado para abordar diferentes aspectos del maquillaje, desde la preparación de la piel hasta las técnicas avanzadas de aplicación.

Este libro no solo te enseñará las mejores prácticas para maquillar cada tipo y tono de piel, sino que también te inspirará a experimentar y a descubrir tu propio estilo. El maquillaje es una poderosa herramienta de expresión personal y confianza. Más allá de embellecer la superficie, tiene el poder de resaltar tu singularidad y permitirte experimentar con tu identidad. Al final de este viaje, esperamos que te sientas empoderado y equipado con las habilidades y conocimientos para realzar tu belleza única de una manera que te haga sentir auténtico y seguro.

En las siguientes páginas, exploraremos cómo identificar y trabajar con tu tipo de piel, cómo seleccionar los productos adecuados y cómo aplicar el maquillaje de manera que realce tus rasgos naturales. A través de técnicas, consejos y recomendaciones de expertos, este libro será tu compañero en el camino hacia la autoexpresión y la celebración de tu belleza única.

Cómo Usar Este Libro

"Maquillaje para Diferentes Tipos de Piel y Tono" está diseñado para ser una guía práctica y accesible, tanto para principiantes como para entusiastas del maquillaje y profesionales. Aquí encontrarás consejos específicos y técnicas adaptadas a una amplia variedad de tipos y tonos de piel, asegurando que puedas crear looks espectaculares y adecuados para cada ocasión. Cada capítulo está estructurado para abordar diferentes aspectos del maquillaje, desde la preparación de la piel hasta las técnicas avanzadas de aplicación.

Materiales y Herramientas Básicas de Maquillaje

Antes de sumergirnos en las técnicas y los consejos específicos, es importante familiarizarnos con los materiales y herramientas esenciales de maquillaje. Desde pinceles y esponjas hasta bases y correctores, tener el kit adecuado puede hacer una gran diferencia en el resultado final. A lo largo de este libro, te proporcionaremos recomendaciones sobre productos y herramientas que han sido probados y aprobados por expertos en la industria.

Capítulo 1: Conociendo Tu Piel

El primer paso para lograr un maquillaje impecable es entender tu piel. ¿Es tu piel seca, grasa, mixta, normal o sensible? Cada tipo de piel tiene sus propias características y necesidades. En este capítulo, aprenderás cómo identificar tu tipo de piel y cómo cuidarla adecuadamente. Una piel bien cuidada es la base para cualquier look de maquillaje exitoso.

Capítulo 2: Preparación de la Piel

La preparación adecuada de la piel es crucial para asegurar que tu maquillaje se vea fresco y dure todo el día. Este capítulo cubrirá los pasos esenciales de limpieza, exfoliación, hidratación y aplicación de primer. También discutiremos la importancia del protector solar (SPF) y cómo integrarlo en tu rutina diaria de maquillaje.

Capítulo 3: Maquillaje para Diferentes Tonos de Piel

No todos los tonos de piel son iguales, y cada uno tiene sus propios matices y subtonos. Aprender a identificar si tu piel tiene un subtono cálido, frío o neutro te ayudará a seleccionar la base perfecta y los colores que más te favorecen. Este capítulo te guiará a través del proceso de elección y aplicación de productos que complementen y realcen tu tono de piel natural.

Capítulos 4 a 7: Técnicas de Maquillaje Específicas para Cada Tono de Piel

Cada tono de piel tiene sus propias particularidades y retos. Desde la piel clara hasta la piel oscura, y desde tonos oliva hasta pieles medias, cada capítulo está dedicado a proporcionar consejos y técnicas específicas para cada grupo. Aquí encontrarás recomendaciones de productos, colores que favorecen y técnicas de aplicación adaptadas a cada tono de piel.

Capítulo 8: Maquillaje para Piel Madura

El maquillaje para pieles maduras requiere un enfoque diferente para abordar las líneas finas, arrugas y otros cambios asociados con el envejecimiento. Este capítulo ofrece consejos sobre cómo suavizar la apariencia de la piel madura y qué productos son los más adecuados para realzar la belleza en esta etapa de la vida.

Capítulo 9: Maquillaje para Piel Sensible

Para quienes tienen piel sensible, encontrar productos y técnicas que no causen irritación es fundamental. Aquí aprenderás a seleccionar productos hipoalergénicos y cómo aplicar maquillaje de manera suave y efectiva.

Capítulo 10: Técnicas Especializadas

Desde el contouring hasta el highlighting, y desde el smokey eye hasta looks naturales y de noche, este capítulo abarca una variedad de técnicas avanzadas. Aprenderás a adaptar estas técnicas a tu tipo y tono de piel para lograr resultados impresionantes.

Capítulo 11: Consejos de Maquilladores Profesionales

Nada supera la sabiduría de los profesionales. En este capítulo, compartiremos entrevistas y secretos de maquilladores expertos, quienes revelarán sus trucos favoritos y cómo evitar errores comunes. También encontrarás una lista de productos imprescindibles que recomiendan tener en tu kit de maquillaje.

Capítulo 12: Inspiración y Tendencias

La moda y las tendencias en maquillaje están en constante evolución. Este capítulo te mantendrá al día con las últimas tendencias y te proporcionará inspiración para crear looks personalizados. Desde las pasarelas hasta las redes sociales, descubre lo que

está en auge y cómo adaptarlo a tu estilo personal.
Conclusión

El maquillaje es una poderosa herramienta de expresión personal y confianza. Más allá de embellecer la superficie, tiene el poder de resaltar tu singularidad y permitirte experimentar con tu identidad. Al final de este viaje, esperamos que te sientas empoderado y equipado con las habilidades y conocimientos para realzar tu belleza única de una manera que te haga sentir auténtico y seguro.

DESARROLLO

Capítulo 1: Conociendo Tu Piel

LA IMPORTANCIA DE CONOCER TU PIEL

La piel es el lienzo sobre el que trabajamos cuando aplicamos maquillaje. Entender sus características y necesidades es fundamental para lograr un resultado impecable. Este capítulo te ayudará a identificar tu tipo de piel y te proporcionará las bases para cuidarla adecuadamente, garantizando que tu maquillaje siempre luzca radiante y saludable.

Tipos de Piel

1. Piel Normal:

- Características: La piel normal tiene un equilibrio adecuado de humedad y aceite. No es demasiado seca ni demasiado grasa, y suele tener una textura suave y uniforme.
- Cuidado: Mantén una rutina simple de limpieza, tonificación e hidratación. Usa productos ligeros que no alteren el equilibrio natural de tu piel.

2. Piel Seca:

- Características: La piel seca puede sentirse tirante y áspera, especialmente después de lavarse. Puede presentar descamación y líneas finas más pronunciadas.
- Cuidado: Utiliza limpiadores suaves y cremosos que no eliminen los aceites naturales de

la piel. Aplica hidratantes ricos y emolientes, y considera el uso de aceites faciales para una hidratación profunda.

3. **Piel Grasa**:

   - Características: La piel grasa produce un exceso de sebo, lo que puede resultar en un brillo visible, poros dilatados y una mayor propensión a los brotes de acné.

   - Cuidado: Usa limpiadores que controlen el exceso de grasa y productos no comedogénicos. Opta por hidratantes ligeros y sin aceite, y considera el uso de exfoliantes suaves para mantener los poros limpios.

4. **Piel Mixta**:

   - Características: La piel mixta presenta zonas secas y grasas. La zona T (frente, nariz y mentón) suele ser más grasa, mientras que las mejillas pueden ser secas o normales.

   - Cuidado: Equilibra tu rutina usando productos específicos para cada área de tu rostro. Emplea limpiadores y tónicos equilibrantes y aplica hidratantes ligeros en la zona T y productos más ricos en las áreas secas.

5. **Piel Sensible**:

   - Características: La piel sensible se irrita fácilmente y puede reaccionar a ciertos productos o factores ambientales. Puede presentar enrojecimiento, picazón y una sensación de ardor.

   - Cuidado: Usa productos hipoalergénicos y sin fragancias. Evita los ingredientes irritantes como el alcohol y los exfoliantes abrasivos. Opta por limpiadores suaves y cremas hidratantes calmantes.

Diagnóstico y Cuidado de la Piel

Entender tu tipo de piel es solo el primer paso. También es esencial adoptar una rutina de cuidado adecuada que aborde las necesidades específicas de tu piel. Aquí hay algunos pasos básicos para mantener tu piel en óptimas condiciones:

1. **Limpieza**:

   - Limpia tu rostro dos veces al día, por la mañana y por la noche, para eliminar impurezas, maquillaje y exceso de grasa. Selecciona un limpiador adecuado para tu tipo de piel.

2. **Tonificación**:

- Los tónicos ayudan a equilibrar el pH de la piel y a eliminar los residuos que el limpiador puede haber dejado. Elige un tónico suave y sin alcohol para evitar la irritación.

3. **Hidratación**:

- Todos los tipos de piel necesitan hidratación, incluso la piel grasa. La clave es elegir un hidratante que se adapte a las necesidades de tu piel. Busca fórmulas ligeras para piel grasa y productos más ricos y emolientes para piel seca.

4. **Protección Solar**:

- El uso diario de protector solar es crucial para proteger la piel del daño UV y prevenir el envejecimiento prematuro. Elige un protector solar de amplio espectro con un SPF de al menos 30.

Rutinas de Cuidado de la Piel para Cada Tipo

1. **Piel Normal**:

- **Mañana**: Limpiador suave, tónico equilibrante, hidratante ligero, protector solar.
- **Noche**: Limpiador suave, tónico, sérum hidratante, crema de noche.

2. **Piel Seca**:

- **Mañana**: Limpiador cremoso, tónico hidratante, suero humectante, crema hidratante rica, protector solar.
- **Noche**: Limpiador cremoso, tónico, suero humectante, aceite facial o crema de noche rica.

3. **Piel Grasa**:

- **Mañana**: Limpiador espumoso, tónico astringente, hidratante sin aceite, protector solar matificante.
- **Noche**: Limpiador espumoso, tónico, suero ligero, crema de noche sin aceite.

4. **Piel Mixta**:

- **Mañana**: Limpiador equilibrante, tónico equilibrante, hidratante ligero en la zona T, hidratante más rico en las mejillas, protector solar.
- **Noche**: Limpiador equilibrante, tónico, suero hidratante, crema de noche adecuada para las diferentes áreas del rostro.

5. **Piel Sensible**:

- **Mañana**: Limpiador suave, tónico calmante, suero calmante, hidratante sin fragancia, protector solar para piel sensible.
- **Noche**: Limpiador suave, tónico

calmante, suero calmante, crema de noche nutritiva y calmante.

Identificación de Problemas Comunes y Soluciones

Además de conocer tu tipo de piel, es importante estar atento a problemas específicos que puedan surgir, como el acné, la hiperpigmentación o el enrojecimiento. Aquí hay algunos consejos para abordar estos problemas:

- **Acné**: Usa productos con ingredientes activos como ácido salicílico o peróxido de benzoilo. Evita tocar tu rostro con las manos sucias y asegúrate de limpiar bien tu piel antes de acostarte.

- **Hiperpigmentación**: Usa productos que contengan vitamina C, ácido kójico o niacinamida para ayudar a aclarar las manchas oscuras. Siempre aplica protector solar para prevenir que las manchas se oscurezcan más.

- **Enrojecimiento**: Opta por productos calmantes que contengan ingredientes como la avena coloidal o el aloe vera. Evita los irritantes comunes y protege tu piel de los cambios extremos de temperatura.

Conocer tu piel y cuidarla adecuadamente es la base para un maquillaje hermoso y duradero. En los próximos capítulos, profundizaremos en técnicas específicas de maquillaje adaptadas a cada tipo y tono de piel, permitiéndote resaltar tu belleza única de manera efectiva y creativa.

CAPÍTULO 2: PREPARACIÓN DE LA PIEL

La Importancia de la Preparación

Antes de aplicar cualquier tipo de maquillaje, es fundamental preparar adecuadamente la piel. La preparación no solo ayuda a que el maquillaje se vea mejor y dure más tiempo, sino que también contribuye a mantener la salud y el equilibrio de la piel a largo plazo. Este capítulo se centra en los pasos esenciales para preparar tu piel de manera efectiva y garantizar un lienzo perfecto para cualquier look de maquillaje.

Pasos Fundamentales

1. **Limpieza Profunda**:
   - La limpieza es el primer paso para eliminar la suciedad, el exceso de aceite y los residuos de productos de cuidado de la piel previos. Utiliza un limpiador suave y adecuado para tu tipo de piel, asegurándote

de cubrir todas las áreas del rostro y el cuello. Enjuaga con agua tibia para abrir los poros y eliminar completamente el limpiador.

2. **Exfoliación Suave**:

   - La exfoliación elimina las células muertas de la piel, revelando una piel más suave y radiante. Opta por un exfoliante suave que no sea abrasivo, especialmente si tienes piel sensible o propensa al acné. Masajea suavemente sobre la piel húmeda en movimientos circulares y enjuaga completamente.

3. **Hidratación Profunda**:

   - La hidratación es crucial para mantener la piel equilibrada y preparada para el maquillaje. Aplica una crema hidratante adecuada para tu tipo de piel, asegurándote de cubrir toda la cara y el cuello. Los ingredientes como el ácido hialurónico y la glicerina son excelentes para atraer y retener la humedad en la piel.

4. **Aplicación de Primer**:

   - El primer crea una superficie suave y uniforme para la aplicación del maquillaje, minimizando los poros visibles y ayudando a que el maquillaje dure más tiempo. Selecciona un primer que se adapte a las necesidades de tu piel, ya sea para matificar, hidratar o corregir el tono de piel. Aplica una pequeña cantidad y distribúyela uniformemente sobre la piel.

5. **Protección Solar**:

   ◦ No olvides proteger tu piel contra los daños causados por el sol aplicando un protector solar de amplio espectro con un SPF adecuado para tu tipo de piel. Esto no solo protegerá tu piel de las quemaduras solares y el envejecimiento prematuro, sino que también asegurará una base segura para el maquillaje.

Técnicas Avanzadas

- **Mascarillas Faciales**: Incorporar una mascarilla facial una o dos veces por semana puede proporcionar beneficios adicionales a tu piel, como la hidratación intensa, la purificación de los poros y la mejora de la luminosidad. Elige una mascarilla que se adapte a tus necesidades específicas, ya sea para controlar el exceso de grasa, calmar la piel sensible o revitalizar la piel apagada.

- **Masaje Facial**: Un masaje facial suave estimula la circulación sanguínea, lo que puede mejorar la luminosidad de la piel y ayudar a la absorción de los productos de cuidado de la piel. Usa movimientos ascendentes y suaves desde el cuello hasta la frente para relajar los músculos faciales y promover un aspecto más radiante.

Preparación Personalizada para Cada Tipo de Piel

- **Piel Normal**: Opta por productos equilibrantes que mantengan la hidratación natural de la piel sin dejar residuos grasos.
- **Piel Seca**: Elige limpiadores y cremas hidratantes ricos en ingredientes humectantes como la manteca de karité o el aceite de jojoba.
- **Piel Grasa**: Utiliza limpiadores que controlen el exceso de grasa y productos ligeros que no obstruyan los poros.
- **Piel Mixta**: Aplique productos específicos para cada área de la piel, usando hidratantes más ligeros en la zona T y más ricos en las mejillas.
- **Piel Sensible**: Elija productos sin fragancia ni ingredientes irritantes para calmar y proteger la piel sensible.

Conclusiones

Una preparación adecuada de la piel no solo mejora el aspecto del maquillaje, sino que también promueve la salud a largo plazo de la piel. Al implementar una rutina de cuidado personalizada y utilizar técnicas efectivas de preparación, estarás asegurando un lienzo perfecto para cualquier estilo de maquillaje que desees explorar.

Espero que esta ampliación del Capítulo 2 sea útil y satisfaga tus expectativas. Si deseas más detalles o ajustes específicos, no dudes en decírmelo.

CAPÍTULO 3: FUNDAMENTOS DEL MAQUILLAJE

Introducción a los Fundamentos

El maquillaje es una forma poderosa de expresión personal y artística. Dominar los fundamentos del maquillaje te permitirá realzar tus rasgos naturales y crear looks que se adapten a cualquier ocasión. Este capítulo explora los elementos básicos del maquillaje, desde la preparación hasta la aplicación correcta de productos, proporcionándote las bases necesarias para desarrollar tu habilidad y creatividad en el arte del maquillaje.

Preparación Avanzada de la Piel

1. **Primer Corrector**: Antes de aplicar el maquillaje, utiliza un corrector para cubrir imperfecciones como ojeras, manchas o áreas enrojecidas. Elige un corrector del mismo tono que tu piel o uno ligeramente más claro para iluminar áreas específicas.

2. **Base de Maquillaje**: La base crea una

base uniforme y suave para el resto del maquillaje. Selecciona una base que coincida perfectamente con tu tono de piel y tipo, ya sea líquida, en crema o en polvo. Aplica la base con una esponja, brocha o con tus dedos, difuminándola hacia afuera para evitar líneas visibles.

3. **Corrector de Color**: Los correctores de color ayudan a contrarrestar tonos no deseados en la piel. Por ejemplo, el corrector verde puede neutralizar el enrojecimiento, el corrector amarillo puede ocultar las ojeras moradas y el corrector naranja puede disimular las manchas oscuras.

Técnicas de Aplicación

1. **Aplicación de Sombras**: Las sombras de ojos realzan la forma de tus ojos y añaden profundidad a tu mirada. Utiliza tonos que complementen tu color de ojos y piel. Aplica una sombra base en todo el párpado, luego usa tonos más oscuros en el pliegue y tonos más claros bajo el arco de la ceja y en el lagrimal.

2. **Delineado de Ojos**: El delineador define y resalta tus ojos. Puedes optar por lápices, geles o delineadores líquidos según tus preferencias. Delinea la línea de las pestañas superiores e inferiores para un look más dramático, o aplica solo en la línea superior para un efecto más sutil.

3. **Aplicación de Rubor**: El rubor añade calidez y vitalidad a tu rostro. Elige un tono que se vea natural en tus mejillas. Sonríe para encontrar las manzanas de tus mejillas y aplica el rubor con movimientos circulares hacia las sienes. Mezcla bien para lograr un acabado suave y difuminado.

4. **Labios Perfectos**: Los labios completan tu look de maquillaje. Usa un delineador de labios para definir el contorno y evitar que el lápiz labial se deslice. Luego, aplica tu color de labios favorito, ya sea mate, brillante o satinado. Puedes optar por un toque de brillo labial para un acabado extra brillante.

Personalización según Tipo de Piel

- **Piel Normal**: Opta por productos ligeros y acabados naturales que realcen tu piel sin sobrecargarla.

- **Piel Seca**: Elige bases hidratantes y productos cremosos que proporcionen humedad y luminosidad a la piel.

- **Piel Grasa**: Busca bases mate y productos que ayuden a controlar el brillo durante todo el día.

- **Piel Mixta**: Utiliza productos que equilibren las diferentes áreas de tu rostro, aplicando hidratantes ligeros donde sea necesario y productos matificantes en la zona T.

- **Piel Sensible**: Elije productos hipoalergénicos y sin fragancias para minimizar el riesgo de irritación y alergias.

Conclusiones

Dominar los fundamentos del maquillaje te proporciona la libertad de experimentar con diferentes looks y estilos, expresando tu creatividad y resaltando tu belleza única. Con práctica y paciencia, podrás perfeccionar tus habilidades y adaptarlas a las necesidades específicas de tu piel, asegurando que cada aplicación de maquillaje sea una experiencia satisfactoria y exitosa.

Espero que este desarrollo del Capítulo 3 sea útil y te proporcione una visión completa de los fundamentos esenciales del maquillaje. Si tienes alguna pregunta o deseas más detalles sobre algún aspecto en particular, no dudes en decírmelo.

CAPÍTULO 3: FUNDAMENTOS DEL MAQUILLAJE

Introducción a los Fundamentos

El maquillaje es una forma de arte que permite realzar la belleza natural y expresar la personalidad a través de técnicas y productos específicos. Este capítulo explora los fundamentos esenciales del maquillaje, desde la preparación de la piel hasta la aplicación adecuada de productos, proporcionando una base sólida para crear looks que resalten tu singularidad y estilo.

Preparación de la Piel

Antes de aplicar cualquier maquillaje, es crucial preparar adecuadamente la piel para garantizar un acabado impecable y duradero. Los siguientes pasos son fundamentales para una preparación efectiva:

1. **Limpieza Profunda**:
   - Utiliza un limpiador suave y adecuado para tu tipo de piel para eliminar impurezas, exceso de grasa y residuos de productos anteriores. Lávate el rostro con agua tibia para abrir los poros y asegúrate de secarlo suavemente con una toalla limpia.

2. **Exfoliación Suave**:
   - La exfoliación ayuda a eliminar las células muertas de la piel, revelando una superficie más suave y uniforme. Opta por un exfoliante suave que no sea abrasivo, especialmente si tienes piel sensible. Masajea con movimientos circulares y enjuaga bien con agua tibia.

3. **Hidratación Profunda**:
   - Aplica una crema hidratante que se adapte a las necesidades de tu piel. Las pieles secas pueden beneficiarse de fórmulas ricas en

ingredientes humectantes como el ácido hialurónico o la manteca de karité, mientras que las pieles grasas pueden optar por productos ligeros y libres de aceite.

4. **Aplicación de Primer**:

   ◦ El primer crea una base suave y uniforme para el maquillaje, minimizando la apariencia de los poros y ayudando a que los productos se adhieran mejor a la piel. Elige un primer adecuado para tu tipo de piel (hidratante, matificante, iluminador) y aplícalo uniformemente en toda la cara.

5. **Protección Solar**:

   ◦ Aplica protector solar con un SPF adecuado para proteger tu piel contra los daños causados por el sol. Esto es esencial incluso si planeas usar maquillaje con SPF, ya que proporciona una capa adicional de protección.

Fundamentos de la Aplicación de Maquillaje

Una vez que la piel está preparada, puedes proceder con la aplicación de maquillaje utilizando técnicas que realcen tus rasgos naturales y mejoren tu apariencia general.

1. **Base de Maquillaje**:

- La base unifica el tono de la piel y proporciona una base para el resto del maquillaje. Elije una base que coincida perfectamente con tu tono de piel y tipo (líquida, en crema, en polvo) y aplícala con una brocha, esponja o con los dedos. Difumina bien para evitar líneas visibles y asegúrate de que se mezcle uniformemente con el primer aplicado previamente.

2. **Corrector y Concealer**:

   - Usa corrector para cubrir ojeras, manchas, imperfecciones y áreas desiguales de la piel. Elige un corrector del mismo tono que tu piel para un efecto natural o uno ligeramente más claro para iluminar áreas específicas como el área bajo los ojos. Aplica con ligeros toques y difumina suavemente.

3. **Polvos de Acabado**:

   - Los polvos de acabado ayudan a fijar el maquillaje y a controlar el brillo durante todo el día. Aplica una capa ligera sobre áreas propensas a brillar, como la zona T, utilizando una brocha grande y suave. Opta por polvos translúcidos para un acabado natural o polvos con color para una mayor cobertura.

4. **Contorno y Resaltado**:

   - El contorno y el resaltado añaden dimensión al rostro, definiendo características como los pómulos, la nariz y la frente. Utiliza un tono más oscuro que tu piel para contornear áreas que deseas adelgazar o definir, y un tono más claro para resaltar puntos altos como los pómulos y el arco de Cupido.

5. **Aplicación de Rubor**:

   - El rubor añade calidez y un toque de color a las mejillas. Sonríe para encontrar las manzanas de tus mejillas y aplica el rubor con una brocha suave en movimientos circulares ascendentes hacia las sienes. Mezcla bien para lograr un efecto suave y natural.

6. **Aplicación de Sombras y Delineado de Ojos**:

   - Las sombras de ojos y el delineado resaltan los ojos y añaden drama a tu mirada. Experimenta con diferentes tonos y técnicas de aplicación para crear looks que complementen la forma y el color de tus ojos. Delinea las pestañas superiores e inferiores para definir la forma de los ojos y aplica sombra en el párpado móvil y el pliegue para crear profundidad.

7. **Labios Perfectos**:

   ○ Define los labios con un delineador del mismo tono que tu lápiz labial para evitar que se corra. Luego, aplica tu lápiz labial favorito con una brocha o directamente del tubo. Experimenta con acabados mate, satinados o brillantes según tu preferencia y el look que deseas lograr.

Personalización según Tipo de Piel

- **Piel Normal**: Opta por productos ligeros y acabados naturales que realcen tu piel sin sobrecargarla.
- **Piel Seca**: Elige bases hidratantes y productos cremosos que proporcionen humedad y luminosidad a la piel.
- **Piel Grasa**: Busca bases mate y productos que ayuden a controlar el brillo durante todo el día.
- **Piel Mixta**: Utiliza productos que equilibren

las diferentes áreas de tu rostro, aplicando hidratantes ligeros donde sea necesario y productos matificantes en la zona T.

- **Piel Sensible**: Elije productos hipoalergénicos y sin fragancias para minimizar el riesgo de irritación y alergias.

Conclusión

Dominar los fundamentos del maquillaje te proporciona las herramientas necesarias para explorar tu creatividad y resaltar tu belleza única. Con práctica y paciencia, podrás perfeccionar tus habilidades y adaptarlas a las necesidades específicas de tu piel, asegurando que cada aplicación de maquillaje sea una experiencia satisfactoria y exitosa.

CAPÍTULO 4: MAQUILLAJE PARA DIFERENTES TIPOS DE PIEL Y TONO

Introducción

El maquillaje no es solo una cuestión de estilo personal, también se trata de entender y adaptar los productos y técnicas según el tipo de piel y tono de cada persona. Este capítulo explora cómo seleccionar y aplicar maquillaje de manera efectiva para diferentes tipos de piel y tonos de piel, garantizando resultados óptimos y naturales que realcen la belleza individual.

Identificación del Tipo de Piel

Antes de elegir los productos de maquillaje adecuados, es crucial identificar tu tipo de piel. Las categorías comunes incluyen:

1. **Piel Normal**: Se caracteriza por tener un equilibrio adecuado de humedad y grasa, con poros pequeños y textura suave.

2. **Piel Seca**: Tiende a sentirse tirante o escamosa, especialmente después de lavarse. Puede beneficiarse de productos hidratantes y enriquecidos.

3. **Piel Grasa**: Suelen tener poros visibles y pueden presentar brillo excesivo a lo largo del día. Los productos matificantes y de larga duración son ideales.

4. **Piel Mixta**: Caracterizada por una combinación de zonas secas y grasas en diferentes áreas del rostro. Se requiere un enfoque equilibrado en la elección de productos.

5. **Piel Sensible**: Propensa a reacciones alérgicas, irritación o enrojecimiento. Deben usarse productos suaves y libres de fragancias.

Selección de Productos para Diferentes Tipos de

Piel

1. **Base de Maquillaje**:
   - **Piel Normal**: Puedes optar por una base ligera o de cobertura media, dependiendo de tu preferencia personal.
   - **Piel Seca**: Busca bases hidratantes que proporcionen un acabado luminoso y que ayuden a mantener la hidratación.
   - **Piel Grasa**: Prefiere bases mate que controlen el brillo y sean de larga duración.
   - **Piel Mixta**: Usa bases que equilibren las diferentes áreas de la piel, aplicando productos hidratantes donde sea necesario y matificantes en la zona T.
   - **Piel Sensible**: Elige bases hipoalergénicas y sin fragancias para minimizar la irritación.

2. **Correctores y Concealers**:
   - Usa correctores del mismo tono que tu piel para cubrir imperfecciones. Los correctores de color pueden ayudar a neutralizar tonos no deseados (verde para enrojecimiento, amarillo para ojeras).

3. **Polvos y Acabados**:

   - Los polvos translúcidos son ideales para sellar el maquillaje sin añadir color adicional.

   - Los polvos con color pueden proporcionar una mayor cobertura y ayudar a matificar la piel.

4. **Rubores y Bronceadores**:

   - Elige tonos de rubor que complementen tu tono de piel natural. Los broncedores pueden añadir calidez y definición al rostro.

5. **Sombras de Ojos y Delineadores**:

   - Experimenta con colores que resalten tus ojos. Los delineadores en gel o líquidos pueden proporcionar un acabado más preciso y duradero.

6. **Lápiz Labial y Gloss**:

   - Encuentra tonos de labiales que complementen tu tono de piel y estilo personal. Los gloss pueden añadir brillo y volumen a los labios.

Maquillaje para Diferentes Tonos de Piel

1. **Piel Clara**:

   - Opta por tonos suaves y neutros que realcen la luminosidad natural de la piel.

> ◦ Evita colores demasiado oscuros que puedan verse poco naturales.

2. **Piel Media**:

> ◦ Puedes usar una variedad más amplia de colores, desde tonos neutros hasta tonos más intensos y cálidos.

3. **Piel Oscura**:

> ◦ Los tonos ricos y profundos suelen complementar mejor este tipo de piel.

> ◦ Experimenta con colores vivos y brillantes que resalten tu tono de piel.

Técnicas Avanzadas de Aplicación

- **Uso de Esponjas y Brochas**: Aprende a utilizar diferentes herramientas de maquillaje para lograr acabados precisos y profesionales.
- **Contorneado y Resaltado**: Define tus rasgos faciales utilizando técnicas de contorneado y resaltado para crear dimensiones y estructura.
- **Mezcla de Colores**: Experimenta con la mezcla de colores para crear looks únicos y personalizados.

Conclusiones

El maquillaje es una herramienta poderosa que puede realzar la belleza natural y permitir la expresión personal. Al entender y aplicar los principios adecuados según tu tipo de piel y tono, podrás crear looks que no solo se vean increíbles, sino que también se sientan cómodos y sean duraderos a lo largo del día.

Espero que este desarrollo amplio para el Capítulo 4 te proporcione una guía completa sobre cómo seleccionar y aplicar maquillaje según diferentes tipos de piel y tonos. Si tienes más preguntas o deseas explorar algún aspecto específico con más detalle, no dudes en decírmelo.

CAPITULO 5: MAQUILLAJE PARA PIEL MEDIA

el maquillaje para piel de tono medio es bastante versátil y ofrece muchas opciones para realzar la belleza natural. Aquí tienes algunos puntos clave:

1. **Elección de tonos**: Para la base de maquillaje, es importante elegir un tono que se adapte al tono medio de tu piel. Los tonos cálidos suelen funcionar bien, pero también hay opciones neutras y ligeramente rosadas que pueden complementar diferentes subtonos de piel media.

2. **Correctores y prebases**: Utilizar correctores y prebases puede ayudar a igualar el tono de la piel y corregir imperfecciones antes de aplicar la base. Esto asegura un lienzo uniforme para el resto del maquillaje.

3. **Sombras y blush**: Para los ojos, los

tonos neutros como marrones, dorados y bronces pueden resaltar los ojos sin verse demasiado dramáticos. Para el rubor, los tonos melocotón, coral y rosados suaves suelen complementar bien la piel de tono medio.

4. **Labios y delineadores**: Los labiales en tonos nude, rosados y rojos suaves son opciones populares para piel media. En cuanto a delineadores, marrones y negros son clásicos que van bien con cualquier tono de piel.

5. **Finalización**: Termina con polvos translúcidos para fijar el maquillaje y dar un acabado mate o con un brillo sutil, dependiendo de tu preferencia.

Consejos Específicos y Productos Recomendados para el tipo de piel media

Para el cuidado específico de la piel media y la elección de productos de maquillaje, aquí tienes algunos consejos y recomendaciones:

Cuidado de la piel:

1. **Hidratación adecuada**: La piel de tono medio puede ser propensa a la sequedad o al exceso de grasa dependiendo del subtono. Usa una crema hidratante que se adapte a las necesidades específicas de tu piel (hidratante y no comedogénica para evitar obstrucciones).

2. **Protección solar**: Es esencial usar un protector solar diariamente para proteger la piel de los daños causados por el sol y para prevenir la hiperpigmentación.

3. **Limpiar correctamente**: Elige un limpiador suave que no sea demasiado agresivo para no alterar el equilibrio natural de la piel.

Maquillaje recomendado:

1. **Base de maquillaje**: Busca bases que ofrezcan una cobertura media a completa según tus necesidades. Algunas opciones populares incluyen:

   - **MAC Studio Fix Fluid SPF 15**: Ofrece una cobertura media y es conocida por su durabilidad.

   - **NARS Sheer Glow Foundation**: Proporciona una cobertura luminosa y natural, ideal para piel media.

2. **Correctores**: Para corregir imperfecciones, considera productos como el corrector líquido **Tarte Shape Tape Concealer** o el corrector en crema **Bobbi Brown Creamy Concealer Kit**.

3. **Rubor**: Tonos como el **NARS Orgasm** (un rosa melocotón con destellos dorados) o el **Milani Baked Blush in Luminoso** (un coral luminoso) complementan bien la piel media.

4. **Sombras de ojos**: Paletas como la **Urban Decay Naked Heat** (con tonos cálidos) o la **Anastasia Beverly Hills Soft Glam** (neutrales y suaves) son excelentes opciones.

5. **Labios**: Los labiales líquidos de **Fenty Beauty** ofrecen una amplia gama de tonos que van desde neutros hasta colores vibrantes, como el **Stunna Lip Paint** en tono Uncuffed.

6. **Fijadores y polvos**: Para mantener tu maquillaje intacto durante todo el día, considera el **Laura Mercier Translucent Loose Setting Powder** o el **Urban Decay All Nighter Setting Spray**.

Estos productos son solo sugerencias basadas en la popularidad y la calidad, pero siempre es recomendable probar muestras y ajustar según tus preferencias personales y necesidades específicas de la piel. ¿Te gustaría más detalles sobre algún producto en particular o algún otro aspecto del maquillaje para piel media?

Sombras y Colores que Favorecen
ChatGPT

Para la piel de tono medio, hay una variedad de colores y sombras que pueden realzar y complementar tus características. Aquí tienes algunas recomendaciones específicas:

Sombras de ojos:

1. **Tonos neutros cálidos**: Colores como el marrón cálido, el bronce y el dorado suelen ser universales y favorecedores para la piel de tono medio. Pueden agregar profundidad y calidez a tus ojos.

2. **Tonos tierra**: Los tonos tierra como el terracota, el marrón chocolate y el cobre son excelentes opciones para crear looks naturales y definidos.

3. **Colores suaves y neutros**: Los tonos rosados suaves, los melocotones y los beige también pueden complementar muy bien la piel media, proporcionando un aspecto suave y delicado.

4. **Toques de color**: Para ocasiones especiales, puedes considerar agregar toques de color como el morado oscuro, el verde oliva o el azul cobalto. Estos colores pueden destacar sin ser demasiado dominantes.

Colores que favorecen:

1. **Rubor**: Los tonos cálidos como el melocotón, el coral y los rosados suaves son ideales para dar un aspecto saludable y radiante a la piel media.

2. **Labios**: Los labiales en tonos nude, rosados, rojos suaves y también los tonos berry pueden complementar muy bien la piel media. Evita tonos demasiado pálidos que puedan hacer que los labios se vean

apagados.

3. **Delineadores**: Los delineadores en tonos como el marrón oscuro, el bronce y el negro son clásicos y se adaptan bien a cualquier look de maquillaje.

4. **Highlighter**: Un iluminador en tonos dorados o champán puede resaltar tus pómulos y dar un brillo sutil pero efectivo a tu rostro.

Al elegir colores y sombras, recuerda que siempre puedes experimentar y adaptarlos según tu gusto personal y la ocasión. ¿Hay algún color específico del que te gustaría más información o alguna pregunta adicional sobre cómo aplicarlos?

Contorno:

El contorno se utiliza para definir y esculpir el rostro, creando sombras naturales que mejoran la estructura facial.

1. **Elección del producto**: Utiliza un polvo o crema de contorno que sea dos tonos más oscuro que tu tono de piel natural. Los tonos cálidos como el bronce son ideales para la piel de tono medio.

2. **Aplicación**:

   - **Pómulos**: Aplica el contorno justo debajo de los pómulos, desde las sienes hacia la mitad de las mejillas. Difumina hacia arriba para mezclar naturalmente con el rubor.

   - **Nariz**: Para afinar la nariz, aplica el contorno a lo largo de los lados de la nariz. Usa una brocha delgada para una aplicación precisa.

   - **Mandíbula y línea de la mandíbula**: Aplica contorno bajo la línea de la mandíbula para definir y esculpir la mandíbula.

3. **Difuminado**: Utiliza una brocha limpia o una esponja para difuminar suavemente el contorno después de aplicarlo. El objetivo es que las líneas sean sutiles y naturales, sin líneas duras.

Rubor:

El rubor añade un toque de color y vitalidad al rostro, mejorando el aspecto saludable y luminoso.

1. **Elección del tono**: Opta por tonos cálidos como el melocotón, coral o rosa suave que complementen tu tono de piel medio.

2. **Aplicación**:

   - **Manzanas de las mejillas**: Sonríe ligeramente para encontrar las manzanas de tus mejillas y aplica el rubor en movimientos circulares suaves.

   - **Difuminado**: Difumina el rubor hacia las sienes para crear un efecto natural y evitar líneas marcadas.

   - **Intensidad**: Si el rubor es muy pigmentado, asegúrate de difuminarlo bien para lograr un aspecto suave y natural.

3. **Iluminación adicional**: Si deseas un acabado más luminoso, puedes aplicar un toque de iluminador en los puntos altos de tus mejillas después del rubor.

Consejos adicionales:

- **Brochas adecuadas**: Utiliza brochas de contorno y rubor que sean adecuadas para la aplicación precisa y difuminado suave.

- **Práctica**: La clave para dominar estas técnicas es practicar y ajustar la cantidad y la intensidad según tus preferencias personales y el look que desees lograr.

¿Te gustaría saber más detalles sobre algún aspecto específico de estas técnicas o sobre algún otro tipo de maquillaje?

CAPÍTULO 6: MAQUILLAJE PARA PIEL OSCURA

El maquillaje para piel oscura ofrece muchas posibilidades para realzar la belleza natural y crear looks impactantes. Aquí te comparto algunos consejos y recomendaciones específicas:

Base de maquillaje:

1. **Elección del tono**: Es fundamental elegir una base que coincida perfectamente con tu tono de piel. Las bases que ofrecen una amplia gama de tonos y subtonos cálidos son ideales para piel oscura.

2. **Acabado**: Puedes optar por bases con acabados mate, satinados o luminosos según tus preferencias y el tipo de piel (por ejemplo, mate para piel grasa y luminoso para piel seca).

Correctores y prebases:

1. **Corrección de tono**: Usa correctores para igualar cualquier decoloración o áreas más oscuras en la piel antes de aplicar la base.

2. **Prebase**: Ayuda a suavizar la textura de la piel y a que el maquillaje dure más tiempo.

Rubor y contorno:

1. **Rubor**: Tonos como el ciruela, el terracota y los rosas profundos complementan bien la piel oscura. Aplica en las manzanas de las mejillas y difumina hacia las sienes.

2. **Contorno**: Utiliza un producto dos tonos más oscuro que tu tono de piel para esculpir y definir, centrándote en las áreas como los pómulos, la línea de la mandíbula y los lados de la nariz.

Sombras de ojos y delineador:

1. **Sombras**: Los tonos vibrantes como el dorado, el bronce, el verde esmeralda y el morado pueden destacar muy bien en la piel oscura. También los neutros cálidos como el marrón chocolate y el cobre son excelentes opciones.

2. **Delineador**: Los delineadores en tonos como el negro intenso, el marrón oscuro, el verde o el azul profundo pueden realzar tus

ojos de manera espectacular.

Labios:

1. **Tonos de labial**: Los labiales en tonos ricos como los rojos profundos, los borgoñas, los morados y los tonos tierra son muy favorecedores para la piel oscura. Los tonos nude también pueden destacar, opta por aquellos que no sean demasiado claros para evitar un contraste fuerte.

Iluminador:

1. **Puntos altos**: Utiliza iluminadores en tonos dorados, bronce o champán en los puntos altos del rostro (pómulos, puente de la nariz, arco de Cupido) para agregar un brillo natural y saludable.

Consejos adicionales:

- **Prueba y ajuste**: Experimenta con diferentes tonos y texturas para descubrir lo que mejor se adapta a tu tono de piel y preferencias personales.
- **Hidratación**: Asegúrate de mantener tu piel bien hidratada para un lienzo de maquillaje suave y uniforme.
- **Difuminado**: Difumina bien los productos para lograr transiciones suaves y naturales entre los colores.

CAPÍTULO 7: MAQUILLAJE PARA PIEL CON TONOS OLIVA

Maquillar la piel con tonos oliva puede ser emocionante debido a su singularidad y versatilidad. Aquí te explico cómo puedes aplicar el maquillaje para resaltar y complementar este tipo de piel:

Base de maquillaje:

1. **Elección del tono**: Es crucial seleccionar una base que coincida con el tono y el subtono de tu piel oliva. Busca bases que ofrezcan tonos cálidos y neutros, ya que estos suelen complementar mejor la piel oliva.

2. **Aplicación**: Aplica la base de manera uniforme en todo el rostro, prestando especial atención a las áreas donde

necesitas una mayor cobertura o corrección.

Corrector y prebase:

1. **Corrección de tono**: Utiliza correctores para corregir cualquier decoloración o áreas oscuras bajo los ojos, alrededor de la nariz o cualquier otra área que necesite corrección.

2. **Prebase**: Aplica una prebase para suavizar la textura de la piel y ayudar a que el maquillaje dure más tiempo.

Rubor y contorno:

1. **Rubor**: Los tonos como el melocotón, el coral, el rosa suave y el bronceado son excelentes opciones para resaltar la piel oliva. Aplica el rubor en las manzanas de las mejillas y difumina hacia las sienes.

2. **Contorno**: Utiliza un producto de contorno que sea uno o dos tonos más oscuro que tu tono de piel para definir y esculpir el rostro, centrándote en las áreas como los pómulos, la línea de la mandíbula y los lados de la nariz.

Sombras de ojos y delineador:

1. **Sombras de ojos**: Los tonos que suelen complementar la piel oliva incluyen el dorado, el cobre, el verde oliva, el marrón

cálido y el berenjena. Estos colores pueden realzar tus ojos y acentuar tu tono de piel.

2. **Delineador**: Opta por delineadores en tonos como el marrón oscuro, el verde botella, el negro o incluso el azul marino para destacar tu mirada de manera sutil pero efectiva.

Labios:

1. **Colores de labial**: Los tonos de labial que pueden lucir increíbles en la piel oliva incluyen los rojos intensos, los corales, los tonos nude con subtonos cálidos y los borgoñas profundos.

Iluminador:

1. **Aplicación**: Añade un toque de iluminador en tonos dorados o champán en los puntos altos del rostro como los pómulos, el puente de la nariz y el arco de Cupido para un acabado luminoso y saludable.

Consejos adicionales:

- **Prueba y ajuste**: Experimenta con diferentes colores y técnicas para descubrir lo que mejor realza tu piel oliva y se adapta a tu estilo personal.

- **Hidratación**: Asegúrate de mantener tu piel bien hidratada para un lienzo de maquillaje suave y uniforme.

- **Difuminado**: Difumina bien los productos para lograr transiciones suaves y naturales entre los colores.

El maquillaje para piel oliva ofrece muchas posibilidades creativas.

CAPÍTULO 8: MAQUILLAJE PARA PIEL MADURA

Aplicar maquillaje en piel madura requiere técnicas específicas para resaltar la belleza natural y minimizar la aparición de líneas finas y arrugas. Aquí te comparto algunos consejos y pasos importantes:

Preparación de la piel:

1. **Hidratación**: Es fundamental hidratar bien la piel antes de aplicar el maquillaje. Opta por una crema hidratante nutritiva que sea adecuada para tu tipo de piel.

2. **Primer**: Utiliza un primer facial para suavizar las líneas finas, minimizar los poros visibles y crear una base uniforme para el maquillaje.

Base de maquillaje:

1. **Textura y cobertura**: Elige una base de maquillaje ligera a media que proporciona una cobertura uniforme sin acentuar las líneas de expresión. Las bases luminosas o hidratantes suelen ser ideales para piel madura.

2. **Aplicación**: Usa una esponja o brocha para aplicar la base con movimientos suaves y ligeros. Difumina bien el producto para lograr un acabado natural.

Corrector y prebase:

1. **Corrector**: Aplica un corrector para cubrir o iluminar áreas oscuras bajo los ojos, alrededor de la nariz y cualquier otra imperfección que desees corregir.

2. **Prebase para ojos**: Utiliza una prebase específica para los párpados antes de aplicar las sombras de ojos para asegurar que el maquillaje dure más y se vea uniforme.

Rubor y contorno:

1. **Rubor**: Opta por tonos suaves y naturales como los melocotones o rosas suaves para dar un toque de color saludable a las mejillas. Aplica con ligeros toques y difumina bien.

2. **Contorno**: Utiliza un producto mate y en polvo para contornear suavemente el rostro, centrándote en las áreas como los pómulos y la línea de la mandíbula para definir la estructura facial.

Sombras de ojos y delineador:

1. **Sombras de ojos**: Elige tonos neutros y mate que complementen tu tono de piel, como marrones suaves, taupe o beige. Evita los tonos brillantes que pueden resaltar las arrugas.

2. **Delineador**: Usa un delineador suave y difuminado en lugar de líneas duras para definir los ojos de manera sutil y natural.

Labios:

1. **Labiales**: Opta por labiales cremosos o satinados en tonos naturales como rosas suaves, corales o tonos nude que añadan

volumen y humedad a los labios.

Iluminador:

1. **Aplicación**: Añade un iluminador suave y en polvo en los puntos altos del rostro como los pómulos, el puente de la nariz y el arco de Cupido para un brillo sutil y juvenil.

Consejos adicionales:

- **Evita el exceso de polvo**: Minimiza el uso de polvos matificantes que pueden acumularse en las líneas de expresión.

- **Mantén la naturalidad**: Busca resaltar tus rasgos naturales en lugar de aplicar demasiado producto.

- **Revisa la luz**: Maquíllate en una luz brillante para asegurarte de que estás aplicando el maquillaje de manera uniforme y suave.

El maquillaje para piel madura debe centrarse en realzar la belleza natural y mantener un acabado fresco y luminoso.

CAPÍTULO 9: MAQUILLAJE PARA PIEL SENSIBLE

Aplicar maquillaje en piel sensible requiere cuidado especial para evitar irritaciones y mantener la piel calmada. Aquí te comparto algunos consejos y pasos importantes:

Preparación de la piel:

1. **Limpieza suave**: Utiliza un limpiador suave y sin fragancia para limpiar tu rostro, asegurándote de no irritar la piel sensible.

2. **Hidratación**: Aplica una crema hidratante ligera y sin fragancia que esté formulada específicamente para piel sensible. Esto ayudará a mantener la piel calmada y preparada para el maquillaje.

Productos de maquillaje:

1. **Base de maquillaje**: Elige una base de maquillaje que sea hipoalergénica, sin fragancia y formulada para pieles sensibles. Las bases líquidas o en crema suelen ser más suaves en la piel que las fórmulas en polvo.

2. **Corrector y prebase**: Opta por correctores y prebases que estén libres de alcohol, fragancias y otros ingredientes irritantes.

Aplicación del maquillaje:

1. **Brochas y esponjas**: Usa brochas y esponjas suaves y limpias para aplicar el maquillaje. Evita frotar o tirar de la piel sensible durante la aplicación.

2. **Movimientos suaves**: Aplica los productos

con movimientos suaves y ligeros para evitar irritar la piel. Difumina bien para lograr un acabado natural y uniforme.

Rubor y contorno:

1. **Rubor**: Elige rubores en fórmulas suaves como los rubores en crema o líquidos que se deslicen suavemente sobre la piel sin causar irritación.

2. **Contorno**: Si decides contornear, utiliza productos en crema o líquidos que sean fáciles de mezclar y menos propensos a acentuar la sequedad o la sensibilidad de la piel.

Sombras de ojos y delineador:

1. **Sombras de ojos**: Opta por sombras de ojos en polvo suaves y bien pigmentadas. Evita las fórmulas con mucho brillo que puedan causar irritación.

Capítulo 9: Maquillaje para Piel Sensible

Para el maquillaje en piel sensible, es crucial elegir productos suaves y adecuados que minimicen la irritación. Aquí tienes una guía paso a paso:

Preparación de la piel:

1. **Limpieza suave**: Usa un limpiador suave y sin fragancias para eliminar impurezas sin irritar la piel sensible. Evita los productos

con ingredientes agresivos como el alcohol.

2. **Hidratación**: Aplica una crema hidratante específicamente formulada para piel sensible. Busca ingredientes como aloe vera, ácido hialurónico o ceramidas que ayuden a calmar y fortalecer la barrera cutánea.

Productos de maquillaje:

1. **Base de maquillaje**: Opta por bases líquidas o en crema que sean hipoalergénicas y libres de fragancias. Estas tienden a ser más suaves en la piel y menos propensas a causar irritación.

2. **Corrector y prebase**: Elige correctores y prebases que estén formulados para pieles sensibles y que ayuden a suavizar la textura de la piel sin obstruir los poros.

Aplicación del maquillaje:

1. **Brochas y esponjas**: Utiliza herramientas de aplicación suaves y limpias para evitar irritar la piel. Las esponjas de maquillaje húmedas pueden ser especialmente suaves y efectivas.

2. **Movimientos suaves**: Aplica los productos con movimientos suaves y ligeros para evitar fricción excesiva. Difumina bien para un acabado natural y uniforme.

Rubor y contorno:

1. **Rubor**: Opta por rubores en crema o

líquidos que sean fáciles de aplicar y mezclar. Estos tienden a ser más suaves en la piel sensible que los rubores en polvo.

2. **Contorno**: Usa productos en crema o líquidos para contornear suavemente sin acentuar la sequedad o la sensibilidad de la piel.

Sombras de ojos y delineador:

1. **Sombras de ojos**: Elige sombras en polvo suaves y bien pigmentadas. Evita las sombras con ingredientes irritantes como los parabenos y los fragancias.

2. **Delineador**: Utiliza delineadores suaves y cremosos que se apliquen fácilmente sin necesidad de presionar demasiado sobre la piel.

Labios:

1. **Labiales**: Busca labiales hidratantes y suaves que no contengan fragancias fuertes ni ingredientes que puedan causar reacciones en la piel sensible.

Iluminador:

1. **Iluminador**: Aplica iluminador en puntos estratégicos del rostro si deseas un aspecto luminoso. Opta por fórmulas suaves y no

comedogénicas.

Consejos adicionales:

- **Prueba de parche**: Antes de usar un nuevo producto, realiza una prueba de parche en una pequeña área de la piel para verificar posibles reacciones alérgicas o irritaciones.

- **Limpieza adecuada**: Retira suavemente el maquillaje al final del día con un desmaquillante suave y un limpiador formulado para piel sensible.

- **Consulta con un dermatólogo**: Si tienes piel extremadamente sensible o propensa a alergias, considera consultar con un dermatólogo para obtener recomendaciones personalizadas.

El cuidado y la selección cuidadosa de productos son fundamentales para mantener la piel sensible calmada y saludable mientras disfrutas de los beneficios del maquillaje.

2. **Delineador**: Utiliza delineadores suaves y cremosos que no requieran mucha presión al aplicar. Evita los delineadores impermeables que puedan ser difíciles de quitar y podrían irritar la piel al desmaquillar.

Labios:

1. **Labiales**: Elige labiales hidratantes y suaves que no contengan fragancias fuertes ni ingredientes irritantes.

Iluminador:

1. **Iluminador**: Aplica iluminador en puntos estratégicos del rostro si deseas un aspecto luminoso. Elige fórmulas suaves y no comedogénicas.

Consejos adicionales:

- **Prueba de parche**: Siempre realiza una prueba de parche antes de usar un nuevo producto para asegurarte de que no cause irritación en tu piel sensible.

- **Limpieza adecuada**: Retira suavemente el maquillaje al final del día con un desmaquillante suave y limpiador adecuado para piel sensible.

- **Consulta con un dermatólogo**: Si tienes

piel extremadamente sensible, considera consultar con un dermatólogo para obtener recomendaciones personalizadas sobre productos de maquillaje.

El maquillaje para piel sensible debe ser suave y cuidadosamente seleccionado para minimizar la posibilidad de reacciones adversas.

CAPÍTULO 10: TÉCNICAS ESPECIALIZADAS

Vamos a explorar cada una de estas técnicas especializadas:

Contouring y Highlighting para Diferentes Tipos de Rostro:

El contouring y el highlighting son técnicas clave para esculpir y resaltar los rasgos faciales. Aquí tienes cómo aplicarlos según diferentes tipos de rostro:

1. **Rostro Ovalado**:

   - **Contouring**: Aplica el contorno justo debajo de los pómulos para definirlos, en los lados de la frente y a lo largo de la mandíbula para afinarla.

   - **Highlighting**: Ilumina el centro de la frente, el arco de Cupido, el puente de la nariz y los pómulos para destacar los puntos altos.

2. **Rostro Redondo**:

   - **Contouring**: Aplica el contorno a lo largo de las sienes y debajo de los pómulos en un ángulo diagonal hacia las orejas para alargar visualmente el rostro.

   - **Highlighting**: Acentúa el centro de la frente, los pómulos y el arco de Cupido para añadir dimensión.

3. **Rostro Cuadrado**:

   - **Contouring**: Suaviza los ángulos aplicando contorno en las sienes, bajo los pómulos y a lo largo de la mandíbula para suavizar las líneas.

   - **Highlighting**: Ilumina el centro de la frente, los pómulos y la barbilla para suavizar los rasgos.

4. **Rostro en Forma de Corazón**:

   - **Contouring**: Aplica el contorno bajo los pómulos y a lo largo de la línea del cabello para equilibrar la frente más ancha.

   - **Highlighting**: Ilumina el centro de la frente, el arco de Cupido y los pómulos para realzar la estructura.

Técnicas de Smokey Eye para Todos los Tonos de Piel:

El smokey eye es un estilo de maquillaje de ojos que se puede adaptar a diferentes tonos de piel:

1. **Tonos Neutros**:
   - Usa sombras en tonos neutros como marrones, beige y taupe para un smokey eye suave y natural.

2. **Tonos Cálidos**:
   - Opta por tonos como el dorado, cobre y bronce para un efecto smokey cálido y vibrante.

3. **Tonos Fríos**:
   - Elige sombras en tonos grises, plateados y morados para un look smokey eye más dramático y fresco.

4. **Smokey Eye Clásico**:
   - Combina tonos oscuros como el negro o el gris oscuro en el párpado móvil y difumina hacia arriba para crear un efecto ahumado.

Maquillaje Natural vs. Maquillaje de Noche:

La diferencia entre un maquillaje natural y uno para la noche radica en la intensidad y los colores utilizados:

1. **Maquillaje Natural**:

- Utiliza tonos suaves y neutros en los ojos y los labios.
- Aplica una capa ligera de base para unificar el tono de la piel.
- Acentúa los pómulos con un rubor suave y aplica un brillo labial o un tono de labial nude.

2. **Maquillaje de Noche**:

- Intensifica los ojos con sombras más oscuras y delineador dramático.
- Aplica una base con mayor cobertura para una piel impecable.
- Usa un labial en tonos vibrantes como rojos intensos, borgoñas o fucsias.

Consejos Adicionales:

- **Blend, blend, blend**: La clave para un maquillaje impecable es difuminar bien los productos para evitar líneas duras y lograr transiciones suaves.
- **Prueba y ajusta**: Experimenta con diferentes técnicas y colores para encontrar lo que mejor se adapte a tu tipo de rostro y tono de piel.
- **Iluminación adecuada**: Maquíllate en una luz brillante y natural para asegurarte de que estás logrando el efecto deseado.

CAPÍTULO 11: CONSEJOS DE MAQUILLADORES PROFESIONALES

Aquí tienes algunos consejos basados en la experiencia de maquilladores profesionales:

Entrevistas y Secretos de los Expertos:

1. **Preparación de la Piel**: Los maquilladores profesionales enfatizan la importancia de una piel bien preparada. Esto incluye una limpieza adecuada, hidratación y aplicación de primer para asegurar que el maquillaje se vea impecable y dure más tiempo.

2. **Personalización del Maquillaje**: Adaptar el maquillaje a las características únicas de cada cliente es clave. Esto implica elegir tonos y productos que complementen el tono de piel, la forma del rostro y los deseos del cliente.

3. **Técnicas de Aplicación**: Utilizan técnicas avanzadas de aplicación como el uso de esponjas y brochas específicas para lograr acabados profesionales y naturales.

4. **Seguimiento de Tendencias**: Mantenerse al día con las últimas tendencias en maquillaje es fundamental para ofrecer a los clientes opciones modernas y atractivas.

Errores Comunes y Cómo Evitarlos:

1. **Exceso de Producto**: Aplicar demasiado producto puede llevar a un aspecto sobrecargado y poco natural. Los maquilladores recomiendan comenzar

con cantidades pequeñas y construir gradualmente según sea necesario.

2. **Mala Iluminación**: Trabajar en una habitación con poca luz puede hacer que sea difícil evaluar el maquillaje correctamente. Es ideal trabajar bajo luz natural o con luces adecuadas para obtener resultados precisos.

3. **No Adaptarse al Tipo de Piel**: Usar productos que no son adecuados para el tipo de piel del cliente puede resultar en problemas como obstrucción de poros o irritación. Es esencial conocer y respetar las necesidades de la piel de cada persona.

4. **No Preparar el Rostro Correctamente**: Saltarse pasos como la limpieza, hidratación y aplicación de primer puede afectar la duración y el acabado del maquillaje. La preparación adecuada asegura una base sólida para un maquillaje duradero.

Productos Imprescindibles en tu Kit:

1. **Base de Maquillaje**: Varias opciones que se adapten a diferentes tipos y tonos de piel.

2. **Correctores y Prebases**: Esenciales para corregir imperfecciones y asegurar una base uniforme.

3. **Paleta de Sombras de Ojos**: Con una variedad de colores y acabados para crear

una amplia gama de looks.

4. **Brochas y Esponjas de Calidad**: Herramientas adecuadas para una aplicación precisa y suave del maquillaje.

5. **Labiales y Rubores**: Con opciones que van desde tonos naturales hasta vibrantes para adaptarse a cualquier ocasión.

6. **Fijador de Maquillaje**: Ayuda a mantener el maquillaje en su lugar durante horas.

Estos consejos y productos son fundamentales para maquilladores profesionales que buscan ofrecer un servicio de calidad y satisfacer las necesidades de sus clientes. ¿Te gustaría explorar algún tema en particular o tienes más preguntas sobre maquillaje profesional?

CAPÍTULO 12: INSPIRACIÓN Y TENDENCIAS

Vamos a explorar la inspiración y tendencias actuales en maquillaje, así como cómo crear looks personalizados y obtener ideas de celebridades:

Tendencias Actuales en Maquillaje:

1. **Maquillaje Natural y Fresco**: El enfoque en la piel luminosa y saludable con mínima cobertura sigue siendo popular. Se enfatiza la hidratación y el uso de productos ligeros que realcen la belleza natural.

2. **Colores Vibrantes y Neón**: Tonos llamativos como el naranja brillante, el rosa neon y el azul eléctrico están en tendencia, tanto en sombras de ojos como en labiales.

3. **Delineados Gráficos**: Desde cat eyes hasta líneas geométricas, los delineados creativos están marcando la pauta en las pasarelas y redes sociales.

4. **Maquillaje Ecológico y Sostenible**: Hay una creciente demanda por productos de maquillaje que sean cruelty-free, veganos y respetuosos con el medio ambiente.

Looks Inspirados en Celebridades:

1. **Maquillaje Glamuroso de Alfombra Roja**: Inspirado en celebridades como Rihanna, Beyoncé y Zendaya, este estilo se caracteriza por piel impecable, ojos ahumados y labios vibrantes.

2. **Maquillaje Natural y Sin Esfuerzo**: Influenciado por figuras como Alicia Keys y Jennifer Lopez, este look enfatiza la frescura y la luminosidad de la piel, con labios y mejillas en tonos suaves y

naturales.

3. **Estilos Retro**: Inspirados en íconos del pasado como Marilyn Monroe y Audrey Hepburn, estos looks pueden incluir delineados dramáticos, labios rojos y pestañas gruesas.

Cómo Crear Looks Personalizados:

1. **Conoce tu Tipo de Rostro y Piel**: Entender tus características faciales y tipo de piel te ayudará a elegir los productos y técnicas que mejor te favorezcan.

2. **Experimenta con Colores y Texturas**: Prueba diferentes combinaciones de colores y efectos (mate, brillo, metálico) para descubrir lo que más te gusta y se adapta a tu estilo personal.

3. **Adáptate a Ocasiones y Preferencias**: Crea looks que sean apropiados para diferentes situaciones, desde maquillaje diario hasta eventos especiales, ajustando la intensidad y los colores según sea necesario.

4. **Inspírate pero Sé Único**: Siempre toma ideas de las tendencias y celebridades, pero asegúrate de agregar tu propio toque personal para que el maquillaje refleje tu individualidad.

Crear looks personalizados te permite expresarte y destacar tus rasgos únicos.

Conclusiones y Recomendaciones Finales

Para concluir nuestra exploración sobre maquillaje, aquí tienes algunas recomendaciones finales basadas en los temas que hemos discutido:

1. **Conocimiento y Preparación**: Aprender sobre tu tipo de piel, tus características faciales y las técnicas adecuadas de maquillaje es fundamental para lograr resultados óptimos y cuidar tu piel.

2. **Tendencias y Inspiración**: Mantente al tanto de las tendencias actuales en maquillaje y encuentra inspiración en celebridades y en redes sociales para explorar nuevos looks y estilos que puedan complementar tu personalidad.

3. **Productos Adecuados**: Invierte en productos de buena calidad y adapta tu kit de maquillaje a tus necesidades y preferencias. Es importante elegir productos que sean compatibles con tu tipo de piel y que te permitan lograr los efectos

deseados.

4. **Práctica y Experimentación**: El maquillaje es un arte que se perfecciona con la práctica. Tómate el tiempo para experimentar con diferentes técnicas, colores y estilos hasta encontrar lo que mejor funcione para ti.

5. **Cuidado de la Piel**: No olvides la importancia de una rutina de cuidado de la piel adecuada antes y después del maquillaje. Esto asegura que tu piel esté sana y lista para lucir cualquier look que elijas.

6. **Confianza y Creatividad**: El maquillaje no solo se trata de embellecer, sino también de expresarte. Permítete ser creativa y confía en tu capacidad para crear looks que te hagan sentir segura y hermosa.

Estas recomendaciones te ayudarán a disfrutar más del proceso de maquillaje y a desarrollar tu estilo único. ¿Hay algo más en lo que te gustaría profundizar o alguna pregunta final que tengas sobre maquillaje? Estoy aquí para ayudarte.

Resaltando tu Belleza Única:

1. **Conoce tus Rasgos Destacados**: Identifica qué rasgos faciales o físicos quieres resaltar. Puede ser la forma de tus ojos, la estructura de tus pómulos o el color natural de tus labios. Aprender a destacar estos rasgos te ayudará a enfocar tu maquillaje de manera efectiva.

2. **Adapta el Maquillaje a tu Personalidad**: El maquillaje es una forma de expresión personal. Considera tu estilo de vida, gustos y ocasiones para adaptar los looks que elijas. Esto te permitirá sentirte cómoda y auténtica en tu piel.

3. **Experimenta con Colores y Estilos**: No tengas miedo de probar nuevos colores y técnicas. Puedes descubrir combinaciones inesperadas que realcen tu belleza de manera única y original.

4. **Acentúa tu Confianza**: La confianza es clave para lucir cualquier look. A medida que te sientas más segura con tu maquillaje, irradiarás una belleza interior que complementará tu apariencia externa.

El Poder del Maquillaje: Más Allá de la Superficie:

1. **Autoexpresión y Creatividad**: El maquillaje no solo transforma tu apariencia física, sino que también te permite expresar diferentes aspectos de tu personalidad. Es una forma de arte que te brinda la libertad de experimentar y crear.

2. **Impacto en la Autoestima**: Para muchas personas, el maquillaje puede ser una herramienta poderosa para aumentar la autoestima y la confianza. Al mejorar tu apariencia externa, también puedes fortalecer tu estado de ánimo y actitud positiva.

3. **Celebración de la Diversidad**: El maquillaje es inclusivo y celebra la diversidad. Permite a personas de todos los orígenes étnicos, géneros y edades explorar y destacar su belleza única.

4. **Comunidad y Conexión**: El mundo del maquillaje también crea comunidad y conexiones entre personas apasionadas por el arte y la belleza. Es un espacio donde puedes aprender, inspirarte y compartir tus propias experiencias y consejos.

Al entender y apreciar el poder del maquillaje más allá de lo superficial, puedes descubrir nuevas formas de expresión personal y fortalecer tu relación con tu propia belleza única. ¿Hay algún aspecto específico sobre el cual te gustaría profundizar más? Estoy aquí para ayudarte a explorar cualquier pregunta o idea que tengas sobre maquillaje y autoexpresión.

EPÍLOGO

En el epílogo de nuestro recorrido por el mundo del maquillaje, podemos reflexionar sobre cómo este arte no solo embellece, sino que también empodera y celebra la individualidad:

El maquillaje es más que solo colores y técnicas; es una herramienta poderosa para expresar nuestra creatividad y resaltar nuestra belleza única. A través del maquillaje, podemos transformar nuestra apariencia física y, al mismo tiempo, fortalecer nuestra confianza y autoestima. Cada trazo de pincel nos permite explorar diferentes aspectos de nuestra personalidad y adaptar nuestro estilo según nuestras preferencias y ocasiones.

Además, el maquillaje nos invita a celebrar la diversidad, reconociendo y valorando la belleza en todas sus formas, colores y texturas. Es un espacio inclusivo donde personas de diversos orígenes y culturas pueden conectarse a través de su pasión por el arte y la expresión personal.

En última instancia, el verdadero poder del

maquillaje radica en su capacidad para trascender lo superficial y llegar al corazón de quienes lo usan. Nos recuerda que la belleza está en la individualidad y que cada uno de nosotros tiene el derecho y la capacidad de brillar de manera única.

¿Qué reflexión te deja a ti el mundo del maquillaje? ¿Hay algo más en lo que te gustaría profundizar o alguna otra pregunta que tengas? Estoy aquí para continuar la conversación contigo.

APÉNDICE

En el apéndice, podríamos añadir información adicional que complementa y enriquece nuestro entendimiento sobre el maquillaje y su aplicación:

1. **Historia del Maquillaje**: Un vistazo a cómo ha evolucionado el maquillaje a lo largo de la historia, desde las antiguas civilizaciones hasta las tendencias modernas.

2. **Ciencia del Maquillaje**: Explicación de los principios científicos detrás de la formulación de productos de maquillaje y cómo interactúan con la piel.

3. **Impacto Cultural del Maquillaje**: Cómo el maquillaje ha influenciado la cultura y la sociedad a lo largo del tiempo y en diferentes partes del mundo.

4. **Ética y Sostenibilidad en el Maquillaje**: Discusión sobre el movimiento hacia productos de maquillaje éticamente producidos y sostenibles.

5. **Tutoriales y Guías Prácticas**: Recursos prácticos que ofrecen tutoriales paso a paso sobre técnicas específicas de maquillaje,

consejos para principiantes y expertos, y recomendaciones de productos.

Estos elementos en el apéndice podrían proporcionar un contexto más amplio y detallado para aquellos interesados en explorar más a fondo el mundo del maquillaje desde diversas perspectivas. ¿Te gustaría profundizar en alguno de estos temas o tienes alguna otra pregunta o idea para agregar al apéndice? Estoy aquí para ayudarte.

RESEÑA DE AUTOR

Losvania Pereyra es una destacada especialista en salud y bienestar, con una pasión particular por el estudio y sus efectos en la calidad de vida. Con más de 15 años de experiencia en el campo de la medicina y la investigación, Pereyra ha dedicado su carrera a ayudar a individuos y comunidades a entender la importancia del descanso adecuado.

Graduada con honores de la Universidad Autónoma de Santo Domingo de Salud y Bienestar, Pereyra ha publicado numerosos artículos científicos en revistas especializadas y ha participado como conferencista en congresos internacionales sobre sueño y salud. Su enfoque integrador combina el rigor científico con un profundo compromiso hacia el bienestar holístico de sus pacientes y lectores.

Además de su labor clínica y académica, Pereyra es autora de varios libros aclamados sobre el sueño y la salud, incluyendo "El Punto 4: Sueño y Descanso", donde explora desde los fundamentos científicos del sueño hasta las prácticas cotidianas para mejorar la calidad del descanso. Su capacidad para comunicar conceptos complejos de manera accesible y motivadora la ha convertido en una voz respetada en su campo.

Como defensora apasionada de la salud preventiva, Pereyra continúa trabajando activamente en proyectos de investigación y educación comunitaria, con el objetivo de empoderar a las personas para que tomen control de su bienestar a través del sueño y hábitos de vida saludables. Su compromiso con la educación y la divulgación la ha llevado a ser reconocida como una líder de opinión en el ámbito de la salud y el bienestar.

FIN

.

www.ingramcontent.com/pod-product-compliance
Lightning Source LLC
Chambersburg PA
CBHW070733250726
48662CB00004B/1522